BEI GRIN MACHT SICH IHR WISSEN BEZAHLT

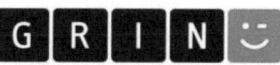

Zukunft des Gesundheitsmanagements. Herausforderungen und innovative Strategien

GRIN ☺

Bibliografische Information der Deutschen Nationalbibliothek:

Die Deutsche Nationalbibliothek verzeichnet diese Publikation in der Deutschen Nationalbibliografie; detaillierte bibliografische Daten sind im Internet über http://dnb.d-nb.de abrufbar.

ISBN: 9783346988720
Dieses Buch ist auch als E-Book erhältlich.

© GRIN Publishing GmbH
Trappentreustraße 1
80339 München

Druck und Bindung: Books on Demand GmbH, Norderstedt Germany
Gedruckt auf säurefreiem Papier aus verantwortungsvollen Quellen

Das Buch bei GRIN: https://www.grin.com/document/1436161

Hausarbeit

Zukunft des Managements – Jung, dynamisch und innovativ

Hochschule Niederrhein

Fachbereich Gesundheitswesen

Health Care Management VZ (Bachelor)

Wintersemester 2019/2020

Abstract

Die Hausarbeit behandelt das Thema „Zukunft des Managements – Jung, dynamisch, innovativ". Im Rahmen des Krefelder Symposiums wurden im Teilbereich Zukunft des Managements im Gesundheitswesen drei Vorträge zu den Themen Studentische Unternehmensberatung, Flexpool und Fachkräftemangel sowie Management- Informationssystemen gehalten. Diese Vorträge werden inhaltlich zusammengefasst und kurz wiedergegeben. Die zentralen Probleme in diesen Bereichen werden vorgestellt und mögliche Lösungen und der aktuelle Stand der Literatur herangezogen und verglichen. Dabei wird der Fokus auf den Fachkräftemangel im deutschen Gesundheitswesen gelegt, da dies eins der wichtigsten Probleme ist. Des Weiteren wird ein Ausblick über die Zukunft des Managements im Gesundheitswesen im Allgemeinen gegeben. Die aktuellen Problematiken der vorgestellten Lösungen der Literatur werden im Anschluss diskutiert.

Inhaltsverzeichnis

Abbildungsverzeichnis

1. Einleitung

Im Rahmen des Moduls „Social Management" untersucht diese Hausarbeit die Zukunft des Managements. Hierzu werden die Vorträge des Krefelder Symposiums Management im Gesundheitswesen betrachtet. Kaum eine Branche ist so wichtig, wie das Gesundheitswesen. Jeder einzelne Mensch auf der Welt hat einen persönlichen Bezug zu diesem Sektor und die Gesundheitswirtschaft besteht aus vielen Untergruppen von Unternehmen, die in verschiedenen Bereichen agieren. Die Gesundheitswirtschaft hat eine große ökonomische Bedeutung. Sie wächst stetig an und es werden mittlerweile mehr als 12 Prozent des Bruttoinlandsprodukts in diesem Bereich erwirtschaftet. Diese Wirtschaftszweige und die einzelnen Unternehmen, egal ob in öffentlicher Hand oder in der Privatwirtschaft, müssen gesteuert werden. Dazu braucht es ein Management was sowohl betriebswirtschaftliche Kenntnisse hat, sich aber auch mit den besonderen Anforderungen im Gesundheitswesen auskennt und die Unternehmen unter Beachtung der gesetzlichen Rahmenbedingungen führen kann. Deshalb ist es von Relevanz einen Blick auf die aktuelle Situation zu werfen und einen Ausblick für die Zukunft zu schaffen.

2. Fragestellung

Wie sieht die Zukunft des Managements im Gesundheitswesen aus? Im Hinblick auf diese Fragestellung ist es essentiell die aktuellen zentralen Probleme und die möglichen Lösungsmöglichkeiten zu betrachten. Der Fokus wird dabei besonders auf den Bereich Fachkräftemangel gelegt, da dies eins der aktuellsten Probleme im Gesundheitswesen ist.

3. Ergebnisse

Im Folgenden werden die Vorträge des Krefelder Symposiums im Gesundheitswesen zusammengefasst, ausgewertet und ggf. mit der vorhandenen Fachliteratur verglichen. Außerdem wird ein Ausblick auf die Zukunft des Gesundheitswesens gegeben.

3.1 BAZAN JuniorLine – jung, dynamisch, innovativ

Der erste Vortrag „BAZAN JuniorLine – Junge, dynamische und innovative Beratung im Gesundheitswesen wurde von Geschäftsführer Markus Bazan gehalten. Dieser brachte zudem den Leiter der JuniorLine, Christian Jäckel, mit. Die BAZAN JuniorLine ist eine Zweitmarke der BAZAN Managementgesellschaft und widmet sich Fragestellungen im Gesundheitswesen. Die JuniorLine besteht aus einem Team von Studenten von verschiedenen Hochschulen und Universitäten. In dieser Unternehmensberatung ist es für die mitarbeitenden Studierenden möglich echt Praxiserfahrung zu sammeln, da sie von Anfang an komplett mit eingebunden sind und Verantwortung für die Projekte, die sie bearbeiten, tragen. Da die Studierenden aus verschiedenen Fachbereichen kommen können sie interdisziplinär an die Projekte herangehen und Teams mit verschiedenen Kompetenzen bilden. Die Kunden erhalten einen hohen Nutzen für angemessene Kosten. Die Mitarbeiter versuchen durch eine Perspektivwechsel Probleme zu lösen. Dazu analysieren sie die Situation, werten je nach Projekt betriebswirtschaftliche Kennzahlen aus oder erheben selber Daten, zum Beispiel durch Beobachtungen oder Befragungen. Es ist jederzeit möglich eine Supervision mit Seniorberatern durchzuführen. Dieser Seniorberater löst dabei nicht die Probleme, aber berät und schaut ob der Blickwinkel und die Vorhergehensweise der Juniorberater geeignet ist (Vgl. Bazan,2019).

Wie in jedem Managementzweig ist auch im Gesundheitswesen eine gute theoretische Ausbildung und viel Praxiserfahrung gerne gesehen. Während des Hochschulstudiums können im Rahmen von Praktika, Projektarbeiten oder auch nebenberuflich erste Erfahrungen gesammelt werden. Der Unterschied zu BAZAN JuniorLine ist allerdings folgender: schon während des Studiums ist es möglich voll in den Beruf einzusteigen und Tätigkeiten auszuführen, die in der Regel eher Mitarbeitern mit abgeschlossenem Studium zugeteilt werden. Außerdem lernt man von Anfang an die gesamte Verantwortung zu übernehmen und startet nach dem Studium bereits mit richtiger Berufspraxis.

3.2 Flex-Pool als Lösung für den Fachkräftemangel

Der zweite Vortrag „Der Flex-Pool als Lösung für den Fachkräftemangel" wurde von Andrea Albrecht, der Pflegedienstleitung des Lukas Krankenhauses in Neuss gehalten. Sie hat sich einem zentralen Problem angenommen – dem Fachkräftemangel im Gesundheitswesen. Auch in Ihrem Krankenhaus fehlte Personal, was mit Zeitarbeitskräften ersetzt werden musste. Diese Zeitarbeitskräfte kennen den Betrieb nicht und sind 2,5-mal so teuer wie eine regulär angestellte Pflegekraft. Frau Albrecht hat nach einem niederländischen Vorbild einen Flexpool eingerichtet in dem Pflegekräfte, Servicekräfte und Medizinische Fachangestellte angestellt sind. Die Mitarbeiter im Pool können ihre Arbeitszeiten monatlich frei wählen und haben feste Arbeitszeiten, da sie nicht mehr für andere Einspringen müssen. Sie müssen lediglich mindestens 15,4 Stunden pro Woche, 4 Stunden pro Schicht, 50 % der Feiertage und ein Wochenende im Monat arbeiten. Sie werden auf verschiedenen Stationen eingearbeitet und werden danach dort eingesetzt, wenn ein Bedarf festzustellen ist. Viele Fachkräfte würden gerne weiterhin im klinischen Umfeld arbeiten, aber können aufgrund von familiären Strukturen nicht mehr im Schichtdienst arbeiten oder zu den üblichen Zeiten mit dem Dienst beginnen. Andere stören sich daran, dass ihr Privatleben nicht mehr planbar ist, da sie häufig einspringen müssen. Diese Fachkräfte können mit dem Modell des Flex-Pools in diesem Berufsfeld gehalten oder zurückgewonnen werden. Das Lukaskrankenhaus ist mittlerweile nicht mehr auf Zeitarbeitskräfte angewiesen und kann alle fehlenden Stunden über die eigenen Mitarbeiter im Flex-Pool abdecken. Auch Arbeitsspitzen können mit diesem Modell abgedeckt werden. Dies schafft nicht nur zufriedene Mitarbeiter, sondern spart auch hohe Kosten ein (Vgl. Albrecht, 2019).

Wieso bietet also nicht jedes Unternehmen mit pflegerischem Fachkräftemangel Flex-pools an, wenn diese bereits im klinischen Umfeld erprobt wurden und nachweislich viele qualifizierte Fachkräfte durch maß genau geplante Arbeitszeiten gewonnen werden konnten? Es ist bereits heute so, dass einige Kliniken sich dem Vorbild angeschlossen haben und ebenfalls Flex-Pools eingerichtet haben. Frau Albrechts Meinung nach ist dies allerdings eher im Rahmen von einzelnen Häusern, als Unternehmen- oder Stadtübergreifend möglich, da das Zugehörigkeitsgefühl zu einem Arbeitgeber sonst verloren gehen könne und die Mitarbeiter auch nicht auf allen Stationen in verschiedenen Häusern eingearbeitet werden können.

3.2.1 Fachkräftemangel im Gesundheitswesen

Der demographische Wandel gibt eine Änderung der Bevölkerungsstruktur an. In Deutschland ist die Geburtenrate rückläufig bzw. konstant niedrig. Gleichzeitig steigt die Lebenserwartung unserer Bürger weiter an. Dies hat zur Folge, dass es in Zukunft immer mehr ältere und immer weniger jüngere Menschen geben wird. Dies ist ein zentrales Problem im Gesundheitswesen, da es, wenn es immer mehr ältere Menschen gibt, auch immer mehr pflegebedürftige Menschen geben wird. Laut einer Statistik des Statistischen Bundesamtes steigt die Zahl der Pflegebedürftigen bis zum Jahre 2030 auf 3,4 Millionen Menschen. Das sind eine halbe Million mehr Pflegebedürftige als noch heutzutage.

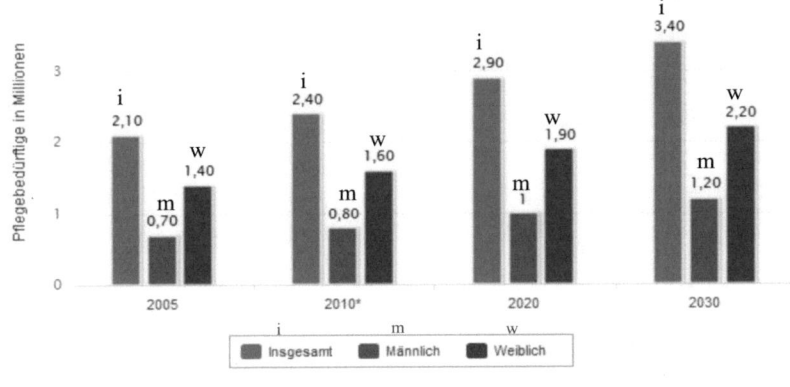

Abbildung 1: Anzahl der Pflegebedürftigen von 2005 - 2030

Eine Studie des Statistischen Bundesamtes und des Bundesinstitutes für Berufsbildung von Afentakis/Maier im Jahr 2010 hat den Bedarf an Pflegevollkräften (Fachkräfte und Pflegehelfer) prognostiziert. Sie sind dabei davon ausgegangen, dass die Pflegefallwahrscheinlichkeit und der Personalbedarf für die Pflege unverändert bleiben. Dabei wurde festgestellt, dass der Bedarf an Pflegevollkräften allein durch den demografischen Wandel von 2005 bis 2025 um rund 27 Prozent ansteigen wird (Vgl. Bundesgesundheitsministerium, 2018). Der Fachkräftemangel ist heutzutage schon ein zentrales Problem in der Gesundheitswirtschaft und einen Anstieg des Bedarfs an Pflegekräften um rund 27 Prozent wird die Gesundheitsbranche vor noch größere Probleme stellen, wenn nicht eine Lösung gefunden wird, um mehr Kräfte wieder in die Pflege zurückzuholen oder junge Leute für diesen Beruf zu begeistern.

Der Fachkräftemangel wird auch bereits von der Europäischen Kommission als wichtiges Problem angesehen und es wurde ein Aktionsplan für die Gewinnung von Fachkräften für das europäische Gesundheitswesen aufgestellt, der vier Maßnahmen vorsieht:

- 1. Verbesserung der Planung und Prognose des Bedarfs an Fachkräften im Gesundheitswesen
- 2. Bessere Antizipation des Kompetenzbedarfs im Gesundheitswesen
- 3. Förderung des Austausches über die Einstellung und Bindung von Fachkräften im Gesundheitswesen
- 4. Förderung der ethisch verantwortungsvollen Einstellung von Fachkräften im Gesundheitswesen (Vgl. Kohlhund 2018, S.45)

Die Bundesregierung hat auch auf den Pflegenotstand reagiert und das Pflegepersonal-Stärkungsgesetz erlassen. Pflegeeinrichtungen erhalten je nach Größe zwischen einer halben und zwei zusätzliche Pflegestellen und in Krankenhäusern wird jede zusätzliche Stelle in der Pflege refinanziert. Ab 2020 wird die Krankenhausvergütung umgestellt und es werden neben Fallpauschalen auch Pflegepersonalkosten vergütet. Außerdem werden einige Aufgaben des Pflegepersonals wie z.B. die Essensausgabe an andere Berufsgruppen abgegeben. Auch in Bezug auf die Ausbildung von Pflegekräften gab es Neuerungen. Die Ausbildungsvergütungen der Auszubildenden im Bereich Krankenpflege, Kinderkrankenpflege und Krankenpflegehilfe im ersten Lehrjahr werden seit 2019 komplett von Kostenträgern finanziert. Dies Finanzierung gibt den Kliniken einen höheren Anreiz mehr Pflegekräfte auszubilden. Durch mehr Personal und Entlastung der Pflege durch Übertragung von bestimmten Aufgaben an andere Personalgruppen können die Rahmenbedingungen in der Pflege verbessert werden und der Beruf wird für Rückkehrer und potentielle Auszubildende wieder attraktiver.

Auf dem 7. contec Forum zur Zukunft der Pflege und Pflegeversicherung wurden innovative Strategien zur Personalgewinnung besprochen und geschaut welche Impulse aus anderen Branchen übernommen werden können. Dabei wurde festgestellt, dass die Pflege ein schlechtes Image hat und dadurch weniger Nachwuchs für diesen Berufszweig begeistert werden kann.

Dieses Image soll nun durch Projekte wie Care4future positiv besetzt werden. Im Rahmen dieses Projekts werden Einrichtungsträger sowie verschiedene Schulen vernetzt. Sie unterstützen die Schulen darin ihre Berufsorientierungsprogramme zu erweitern. In diesem Rahmen können Praktika absolviert werden und potentielle Auszubildende identifiziert werden. Diese können dann direkt von den teilnehmenden Unternehmen akquiriert werden.

Flexible Schichten, Teilzeitarbeitsplätze und flache Hierarchien spielen im Bereich Personalbindung eine große Rolle. Es muss Rücksicht auf alleinerziehende Mütter, die keine Nachtschichten mehr machen können oder deren Kindergartenzeiten nicht zum Dienstplan passen, genommen werden (Vgl. Friedrich, Gohde, Schunke 2012, S.33). Durch flexible Zeiten kann somit die Frauenarbeitsquote erhöht werden, da es vielen Müttern wieder möglich ist in die Pflege zurückzukehren. Auch für Pflegekräfte, die aufgrund von gesundheitlichen und persönlichen Einschränkungen nicht mehr in der Nachtschicht bzw. Wechselschichtdienste arbeiten können, wird das Arbeiten in diesem Beruf wieder ermöglicht und attraktiver gestaltet.

Des Weiteren ist es möglich Pflegefachkräfte aus dem Ausland anzuwerben. Im Juni 2019 hat der Bundesrat das Fachkräfteeinwanderungsgesetz verabschiedet. Für Nicht-EU-Bürgern ist es nun einfacher hier in Deutschland zu arbeiten. In sogenannten Engpassberufen entfällt die Vorgabe, dass bereits ein Arbeitsvertrag vorhanden sein muss, um einzuwandern. Jetzt ist es möglich probeweise für sechs Monate nach Deutschland zu kommen, um hier einen Arbeitsplatz zu finden. Außerdem entfällt die verpflichtende Vorrangsprüfung, bei der bislang erst geprüft wurde ob nicht ein Deutscher oder EU-Bürger für die Stelle in Frage kommt. Durch dieses neue Gesetz wird es in Zukunft einfacher sein freie Stellen mit Pflegefachkräften aus dem Ausland zu besetzten.

Finanzielle Anreize können Berufsaussteiger wieder zurückholen. Viele Kliniken bieten Prämien von bis zu 8.000 Euro für Berufsrückkehrer. Im Zuge dessen bieten einige Einrichtungen auch Prämien für aktuell beschäftigte Mitarbeiter an, die andere Fachkräfte für die Einrichtung gewinnen können.

In einigen Punkten decken sich die Lösungen in der Fachliteratur mit den Informationen, die Frau Albrecht zur Verfügung gestellt hat. Der Punkt „individuell angepasste Arbeitszeiten" findet sich sowohl in der Fachliteratur als auch bei Frau Albrecht. Es gibt keinerlei Widersprüche zwischen dem Vortrag und der Fachliteratur, allerdings lassen sich in der Fachliteratur noch einige weitere

Ansätze finden, auf die Frau Albrecht nicht eingegangen ist bzw. die im Lukasklinikum nicht durchgeführt werden.

3.3 Steuerung mit Hilfe von Management-Informationssysteme

Der dritte Vortrag „Steuerung mit Hilfe von Management-Informationssystemen" wurde von Mike Santinato, dem Branch Manager für den Bereich Social and Healthcare von Corporate Planning gehalten. Im Management ist es wichtig jederzeit über die aktuelle Situation der Einrichtung informiert zu sein. Im Gesundheitswesen ist es außerdem besonders wichtig, schnell auf Änderungen der gesetzlichen Rahmenbedingungen reagieren zu können. Mit Hilfe der Digitalisierung von Steuerungssystemen soll die langfristige Handlungsfähigkeit der Träger sichergestellt werden. Der Fokus von Management-Informationssystemen liegt auf den Finanzdaten, allerdings lassen sich auch qualitative Daten oder Mitarbeiterfluktuationen ablesen. Das Management-Informationssystem ist über eine Schnittstelle mit Vorsystemen verbunden und übernimmt deren Daten automatisch. Mit diesem System ist es möglich jederzeit Zugriff auf die aktuellen Daten und die Veränderungen der aktuellen Periode zu haben, um zeitnah darauf reagieren zu können. Durch Gefahrenanalysen können die Mitarbeiter die wirtschaftliche Situation überblicken und können somit auch beispielsweise eine drohende Insolvenz frühzeitig erkennen.

In welchem Zusammenhang stehen die Management-Informationssysteme im Krankenhaus mit der Einführung des DRG-basierten Fallpauschalensystems? Studien haben gezeigt, dass Krankenhäuser in Zusammenhang mit der DRG-Einführung in Management-Informationssysteme investiert haben und damit den Austausch ökonomischer und medizinischer Daten zwischen den Fachbereichen verbessert haben. Diese Informationssysteme wurden entwickelt, um den erhöhten Informationsbedarf in Bezug auf Kostenberechnung zu decken und eine Grundlage für die Verhandlungen mit den Krankenversicherungen zu schaffen (Vgl.Doege, Martini, 2008, S.87).

3.3.1 Management-Informationssysteme und Krankenhauscontrolling

Das Krankenhauscontrolling steht auch heute vor Veränderungen, die sich hauptsächlich um die Digitalisierung und die sich verändernden Regulierungen drehen. Durch die Digitalisierung hat das Controlling die Chance bestehende Prozesse effizienter zu gestalten und Aufgabenschwerpunkte so zu verlagern, dass das Controlling zum Partner des Managements wird (Vgl. Crasselt, 2019).

Anmerkung der Redaktion: Abbildung musste aus urheberrechtlichen Gründen entfernt werden.

Durch Management-Informationssysteme und Data-Warehouse-Lösungen ist es möglich, doppelte Datenerfassungen zu vermeiden, den Transfer der Daten zu beschleunigen und Berichte und Analysen für verschiedene Empfänger zu differenzieren. In großen Krankenhäusern mit mehr als 600 Betten werden heutzutage mehr Management-Informationssysteme und Data-Warehouse-Lösungen verwendet. Diese Krankenhäuser verfügen in der Regel auch über ein umfangreicheres Berichtswesen. In kleineren Häusern wird noch häufiger auf Tabellenkalkulationssysteme zurückgegriffen.

In einer Krankhauscontrolling-Studie 2018/2019 wurde eine Statistik darüber erstellt, ob Instrumente und Prozesse vorhanden sind um Dinge wie z.B. die vorgegeben Personaluntergrenze nachzuvollziehen und sicherzustellen und inwiefern diese als geeignet empfunden werden. Rund 50% der deutschen Krankenhäuser gab an bisher über noch keine Steuerungs- bzw. Reportinginstrumente für den Einsatz von Pflegekräften zu verfügen. Nur ca. 15 % der Häuser, die bereits Systeme einsetzen, sagten, dass sie die vorhandenen Instrumente als geeignet empfinden. Ein großer Teil gab an, dass die vorhandenen Instrumente zumindest teilweise geeignet sind. Mit einem Management-Informationssystem wäre es den Häusern, die diese Untergrenzen nicht nachvollziehen können, jederzeit möglich den aktuellen Personalbestand zu sehen. Das Management-Informationssystem würde zudem auch gleichzeitig den aktuell vorgeschriebene Personalschlüssel anzeigen. Das Management wäre so sofort informiert, wenn vorgeschriebene Grenzen unterschritten werden und könnte zeitnah auf dieses Problem reagieren. Die Implementierung von Management-Informationssystemen wäre flächendeckend vor allem auch in kleineren und mittelgroßen Häusern für die Zukunft sinnvoll, um jederzeit einen Überblick über die aktuelle Situation der Einrichtung zu haben, da Leistungs- und Personaldaten automatisiert aus Vorsystemen übernommen werden und der Fokus nicht ausschließlich auf Finanzdaten liegt.

3.4 Zukunft des Managements im Gesundheitswesen

Die Abteilung für Wirtschafts- und Sozialpolitik der Friedrich-Ebert-Stiftung hat das Positionspapier „Patient First!" herausgegeben. Es wurde von einer Expertengruppe verfasst, die aus unterschiedlichen Bereichen des Gesundheitswesens stammt. In diesem Positionspapier fordern sie eine sektorübergreifende Versorgung, einheitliche Planung, Honorierung und bessere Koordination zum Patientenwohl, da durch mehrfache Diagnostik und schlechtem Informationsaustausch zwischen den Akteuren eine konstante Behandlung nicht möglich ist. Die Expertengruppe sieht es als nötige Voraussetzung, dass eine gemeinsame Qualitätssicherung und gemeinsame Klassifikation durchgeführt wird. Da die Abrechnungsdaten der vertragsärztlichen Versorgung, die Kodierung im stationären Sektor und die pflegerische Leistungsdokumentation inkompatibel sein, soll das Institut für das Entgeltsystem im Krankenhaus und das Institut des Bewertungsausschusses eine gemeinsame Klassifikation der Krankheiten entwickeln (Vgl. Ärzteblatt,2017).

Auch die Bedarfsplanung soll in Zukunft anders gestaltet werden. Es wird gefordert, dass die Planung in zwei Bereiche unterteilt wird: die hausärztliche Grundversorgung, bei der sich in Zukunft an die Bevölkerungszahlen und nicht an der Fläche orientiert werden soll und die spezialisierten fachärztlichen Leistungen. Dabei sollen niedergelassene Fachärzte und solche, die ihre Leistungen im klinischen Bereich anbieten gemeinsam geplant werden.

Wenn diese Forderungen in Zukunft umgesetzt werden, hat dies auch Auswirkungen auf die Arbeit des Managements, da die Bereiche Qualitätssicherung, Abrechnungen von ärztlichen Leistungen im ambulanten und stationären Sektor, sowie auch die Bedarfsplanung und Kodierung in den Bereich eines Gesundheitsmanagers fallen.

Die Digitalisierung des Gesundheitswesens wird sich voraussichtlich auf die Arbeit des Managements auswirken. In der Vergangenheit wurden Informations- und Kommunikationstechnologien für einzelne Bereiche entwickelt. Durch mangelnde Fähigkeit dieser Systeme miteinander zu arbeiten ist der Informationsaustausch erschwert. Wenn eine Interoperabilität der Systeme hergestellt werden kann ist es für den Manager der Zukunft deutlich einfacher für ihn relevante Informationen zu erhalten und zu verarbeiten. Dadurch kann viel Zeit eingespart werden und es können Probleme rechtzeitig erkannt werden. Durch Management-Informationssysteme ist dies heutzutage schon in gewissen Bereichen möglich. Die Management-

Informationssysteme können mit anderen Vorsystemen verbunden werden und die benötigten Daten gebündelt wiedergeben. In anderen Bereichen sind aber neben technologischen Voraussetzungen auch noch eventuelle Anpassungen der Gesetze im Bereich Datenschutz vonnöten, um dies zu ermöglichen.

Im Bereich Qualitätsmanagement existiert bereits seit 2012 eine DIN-Norm. Nun sollen auch Normen für die Verwaltung erstellt werden. Die ISO/TC 304 „Healthcare organization management" möchte Managementstandards etablieren um durch eine höhere Effizienz im Managementbereich schaffen und dadurch sowohl für Einrichtungen als auch für Patienten die Kosten zu reduzieren.

4. Diskussion

Der Flex-Pool ist vor allem ein Instrument, um den Mangel an Fachkräften in einzelne Unternehmen zu beheben. Er kann dafür sorgen, dass die Fachkräfte, die aufgrund der Arbeitszeiten nicht mehr in der Pflege arbeiten können oder wollen wieder in diesen Beruf zurückkehren. Würde der Flex-Pool allerdings flächendeckend in allen Krankenhäusern bzw. Gesundheitseinrichtungen eingeführt werden, würden sich die potentiellen Mitarbeiter auf viele Einrichtungen verteilen. Es können so zwar wieder einige Fachkräfte für die Pflege zurückgewonnen werden, aber das reicht nicht aus, um den gesamten Fachkräftemangel aufzufangen. Einige Pflegefachkräfte wollen aufgrund der Bezahlung nicht in den Beruf zurückkehren. Für diese Kräfte sind individuelle Arbeitszeiten kein Anreiz, um wieder in der Pflege zu arbeiten. Um sie zurückzugewinnen ist es wichtig, dass es einen finanziellen Anreiz gibt. Aber auch wenn alle aktuell nicht in der Pflege beschäftigten wieder zurückkehren kann dies den Mangel nicht komplett beheben. Es ist vor allem wichtig den Pflegeberuf wieder interessanter für die junge Generation zu gestalten und viele neue Kräfte auszubilden. Attraktive Arbeitszeiten, gute Rahmenbedingungen und faire Vergütung könnten ein Anreiz sein, um sich für diesen Berufszweig zu entscheiden. Der Fachkräftemangel kann also nicht allein durch den Flex-Pool behoben werden, aber der Flex-Pool kann eine Maßnahme sein, die in Kombination mit den anderen Maßnahmen dem Fachkräftemangel entgegenwirken kann.

Management-Informationssysteme sind geeignete Instrumente, um die aktuelle Situation der Häuser zu überblicken. Grade im Hinblick auf das Pflegepersonal-Stärkungs-Gesetz und die Personaluntergrenzen-Verordnung ist es essentiell jederzeit einen Überblick über die aktuellen Soll- und Ist-Werte zu haben, um innerhalb des gesetzlich vorgegebenen Rahmens agieren zu können und mögliche Sanktionen zu vermeiden. Vor allem größere Unternehmen können bereits vom Effekt der etablierten Tools profitieren. In kleineren und mittelgroßen Unternehmen ist eine, wenn auch zunächst aufwendige Implementierung von Management-Informationssystemen nötig, um das Unternehmen langfristig deutlich einfacher innerhalb der vorgegebenen gesetzlichen Rahmenbedingungen zu steuern. Der hohe manuelle Aufwand bei der Reporterstellung entfällt und die Qualität der auslesbaren Daten ist ausreichend für eine unterjährige Steuerung und erlaubt somit einen Überblick über die Gesamtentwicklung des Unternehmens.

Die Zukunft des Managements wird, vor allem mit Hinblick auf die Digitalisierung, durch neue Ideen innovative Lösungen für viele der aktuellen Probleme Lösungen finden. Vorher ist es in einigen Bereichen allerdings nötig, dass die gesetzliche Rahmenbedingung angepasst werden und das bereits vorhandene Tools wie Management-Informationssysteme flächendeckend angenommen und verwendet werden.

Literaturverzeichnis

Albrecht, Andrea: Flex-Pool als Lösung für den Fachkräftemangel,2019, Vortrag beim Krefelder Symposium für Management im Gesundheitswesen

Ärzteblatt: Deutsches Ärzteblatt. Zukunft der Versorgung: Wunsch nach neuem Gesundheitssystem, 2017, unter: https://www.aerzteblatt.de/archiv/187945/Zukunft-der-Versorgung-Wunsch-nach-neuem-Gesundheitssystem (abgerufen am 1.12.2019)

Bazan, Markus: BAZAN JuniorLine – Junge, dynamische und innovative Beratung im Gesundheitswesen, 2019, Vortrag beim Krefelder Symposium für Management im Gesundheitswesen

Bundesgesundheitsministerium: Bundesministerium für Gesundheit. Beschäftigte in der Pflege, 2018, unter: https://www.bundesgesundheitsministerium.de/themen/pflege/pflegekraefte/beschaeftigte.html (abgerufen am 27.11.2019)

Crasselt,Nils: Fit für die Zukunft, in f&w, 2019, S.630

Din: Healthcare Organization Management, 2019, unter https://www.din.de/blob/330066/689480dc2d03790f03f7006c363cbee1/healthcare-organization-management-data.pdf (abgerufen am 1.12.2019)

Doege, Martini: Krankenhäuser auf dem Weg in den Wettbewerb, Wiesbaden, 2008

DVCK: Controlling im deutschen Krankenhaussektor 2018/2019, 2019, unter: http://www.dvkc.de/uploads/media/Krankenhaus-Controlling-Studie_2018-19.pdf (abgerufen am 24.12.2019)

Friedrich, Gohde, Schunke: Pflege 2020 – Die Zukunft der Pflege gestalten, Berlin, 2012

Kohlhund, Hans Georg: Fachkräftemangel in der Pflege. Wie der Pflegeberuf attraktiver gestaltet werden kann, Norderstedt, 2018

Santinato, Mike: Steuerung mit Hilfe von Management-Informationssystemen, 2019, Vortrag beim Krefelder Symposium für Management im Gesundheitswesen

Statistisches Bundesamt: geko-calw.de. Pflegebedürftigkeit in Deutschland, o.J., unter: https://www.geko-calw.de/informationen-gesundheit/pflegebeduerftigkeit-in-deutschland.html (abgerufen am: 27.11.2019)